École de Culture Physique de Rouen

(MÉTHODE HÉBERT)

DIRIGÉE PAR LE DOCTEUR H. GRASSET

CHEF TECHNIQUE : M. DUCASSE

Ancien Élève du Collège d'Athlètes de Reims

MONITEUR : M. GUYARD

L'École située au terminus du Tramway « BARRIÈRE ST-MAUR, CHAMP-DE-COURSES » *est à 15 minutes de trajet du centre de la Ville.*

Pour renseignements ou inscriptions aux Leçons, s'adresser au Dr GRASSET, (78, rue du Renard, à partir du **25 Juin 1914**) (de 1 heure à 3 heures sauf jeudis et fêtes).

Le Docteur reçoit à l'École, tous les jours, à 5 heures, sauf Dimanches et Fêtes.

SIÈGE DE L'ÉCOLE :
ROND-POINT DU CHAMP-DE-COURSES

A Tous !

La Culture Physique ne veut pas créer des phénomènes, des spécialités d'athlètes, mais former des êtres *beaux et forts*, moralement et physiquement.

Elle est *nécessaire à tous*, depuis l'enfant jusqu'à l'homme mûr ; aussi bien à la femme qu'à l'homme, à la fille qu'au garçon. Elle évite les tares chez les uns, elle les corrige chez les autres.

La culture physique aide au développement intellectuel, car la gymnastique musculaire est le contrepoids salutaire susceptible de rétablir dans l'organisme, l'équilibre détruit par l'effort excessif de l'esprit. En développant tous les organes internes et externes simultanément, elle évite les maladies, trempe la volonté, habitue à braver le danger et rend endurants les plus faibles.

Adultes, ne croyez pas que l'exercice direct des sports suffise. Il ne réussit que chez certains sujets bien adaptés normalement. Chez la plupart, les sports produisent le surmenage, parce que la préparation de l'organisme est insuffisante, parce qu'ils ne s'adressent pas toujours à *l'ensemble* des fonctions. Avant de faire des sports, faites de la culture physique. Pour vous maintenir en performance dans les sports, faites de la culture physique, vous y maintiendrez votre souplesse et votre adresse.

La culture physique s'adresse à tous. L'athlétisme ne va qu'à certains sujets spécialisés.

La Culture physique est la *Gymnastique Naturelle*, dont la meilleure méthode est due au lieutenant Hébert, qui a conquis l'opinion de tous les médecins qui s'occupent de Culture physique.

La vieille gymnastique française, avec ses agrès, trapèzes, est réservée au perfectionnement des sujets entrainés ; la gymnastique suédoise est condamnée comme insuffissante, car elle est toute statique et non une gymnastique d'activité. Toutes deux doivent être abandonnées, comme se faisant en lieu clos ; elles sont fastidieuses et ennuyantes pour le sujet comme pour le professeur.

La Gymnastique Naturelle, par la méthode Hébert, est la seule rationnelle, la seule d'endurcissement, la seule attrayante. Au lieu de la fuir, de l'entreprendre comme une corvée, les sujets demandent à y retourner comme au jeu. Se faisant en plein air, le torse nu, pour que tous les organes puissent s'imprégner d'oxygène et surtout des radiations lumineuses actives, pour l'excitation cutanée directe par l'air, elle est la seule qui puisse garantir l'individu des susceptibilités saisonnières. Terminée par une séance d'hydrothérapie, la leçon de Culture physique est complète.

Elle est d'ailleurs graduée et surveillée *médicalement* chez les sujets suivant l'âge, la constitution, le sexe, l'état maladif à améliorer. Des fiches médicales permettent de suivre les progrès.

..

Certains professeurs de Culture physique, n'ayant jamais été à Reims, qu'en simples spectateurs, ou même jamais, prétendent enseigner la méthode Hébert. Ils n'en connaissent aucunement les bases rationnelles, et la dévient de son caractère. Méfiez vous-en. Notre chef

de technique, M. Ducasse, ancien élève du Collège
d'Athlètes de Reims, présente toutes les garanties pos-
sibles, et a l'approbation complète de M. Hébert, qui
patronne notre institution.

Mamans !

Si vous ne voulez pas voir vos enfants, beaux à
tous les points de vue, devenir *laids* en grandissant, faites
leur faire de la Culture physique.

Si vos fils sont *anémiques* et vos filles *chlorotiques*,
n'hésitez pas à les faire travailler à l'Ecole de Culture
physique. Sans drogues, sans médicaments, par l'exercice
la lumière, la cure de soleil, l'hydrothérapie, ils seront
rapidement améliorés et guéris ensuite.

Si vos enfants sont faibles de constitution, mal déve-
loppés, avec des tendances au *rachitisme*, à la *scrofule*,
à la *tuberculose*, fortifiez-les, guérissez-les, endurcissez-
les pour l'avenir, par la méthode du lieutenant Hébert.

Si vos jeunes filles ont les épaules rondes, la poitrine
rétrécie, le thorax ou les membres tors, la colonne
vertébrale (*scoliose*) déviée, n'hésitez pas à leur faire suivre les cours de Gymnastique Naturelle Hébert. *Mères,*
vous éviterez bien des maladies spéciales à votre sexe, en
faisant vous même de l'exercice physique.

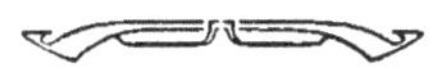

Aux Malades !

Dyspeptiques, Entéritiques, Constipés, vous ne guérirez jamais, si vous ne vous soumettez pas à un entraînement méthodique, continu, progressif de Culture physique. C'est lui qui, mieux que toutes les panacées médicamenteuses, arrivera à vous procurer l'appétit, régulariser vos fonctions digestives, à faire disparaître votre teint terreux et maladif, vos éruptions sur le visage et le corps, à juguler vos *migraines*, vos *névralgies*, vos soi-disant *douleurs rhumatismales*, à ranimer votre énergie physique et morale.

Arthritiques et *rhumatisants*, *obèses*, vous n'avez pas besoin de perdre votre argent avec les insuffisants anti-uriques que la réclame vous vante. Une série continue de leçons à l'Ecole de Culture physique vous guérira plus rapidement et plus sûrement, sans aucun danger. Vous y brûlerez vos déchets.

Suivant l'observation des médecins de l'antiquité, maintes *maladies du foie* et du *cœur*, au début, n'on^t pas de plus souverain remède que l'exercice physique, en plein air, et non en chambre.

Et vous ! *nerveux*, *neurasthéniques*, *mélancoliques*, sachez que vous n'avez pas à votre service, de meilleure méthode de cure, de plus sûre, que l'éducation physique par la méthode Hébert. C'est elle qui rétablira l'équilibre entre vos fonctions organiques et votre activité intellectuelle.

TOUS, pénétrez-vous de cette idée qu'il *faut* faire de l'exercice, en plein air, mais sous une direction médicale qui dose progressivement le programme.

Inutile d'aller chercher au loin ce que vous pouvez avoir ici. Les déplacements aux stations minérales éloignées, coûteux à tous, peuvent être évités en suivant les *Cours de l'Ecole de Culture Physique* qui sont abordables à toutes les bourses.

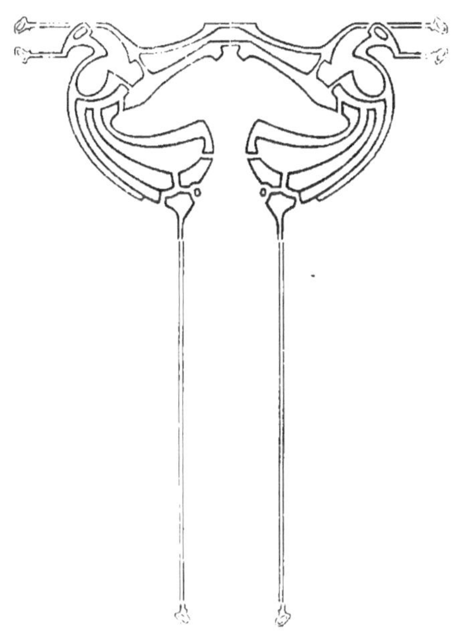

LEÇONS

Les leçons se prennent en commun par petits groupes de manière à ce que les élèves aient de l'émulation. Chaque élève possède une fiche médicale où le docteur consigne la dose et le genre d'exercices à suivre, et le groupe dont il fait partie.

Les élèves se déshabillent dans les vestiaires, et après la leçon prennent une ablution ou une douche suivant l'ordonnance du Docteur. Ils peuvent aussi rester après la leçon, pour prendre des bains d'air, de lumière, et de soleil, suivant les indications médicales.

La tenue se compose, pour les hommes, d'un caleçon collant, d'espadrilles ou chaussures légères, sans talons ni clous. (Se munir soit de serviettes éponge, soit de peignoir genre bain de mer). Pour les dames, la tenue est correcte et constituée par une tunique grecque légère, peu coûteuse, dont le docteur indique la coupe.

Aucun homme ne pénétrera dans l'enceinte de l'Ecole, à l'heure des leçons des dames. Le Docteur et les Moniteurs ont seul accès. Prochainement une monitrice sera adjointe à l'Ecole.

PRIX & HEURES DES LEÇONS [1]

7 h. à 8 h. matin	*1er Cours d'hommes et adolescents.*	**10** fr.
10 h. 1 2 à 11 h. 1 2 matin	*2me* » »	**20** fr.
3 h. 1 2 à 4 h. 1 2 après-midi, *Cours de dames, fillettes, enfants au-dessous de 10 ans...*	**10** fr.
A 6 h. et 6 h. 1/4 *seront commencées deux séries parallèles de leçons, pour hommes à*	**10** fr.

Les leçons ont lieu tous les jours sauf jeudis (réservés aux enfants des écoles publiques), dimanches et fêtes.

Les visiteurs accompagnant les élèves (sauf les mamans des enfants inscrits) paient 0 fr. 25 d'entrée.

---

(1) Les prix sont par abonnement d'un mois, soit à 10 fr. par mois, soit à 20 fr. suivant les catégories.
Des leçons particulières, isolées, peuvent être données. Pour les prix s'entendre avec le Docteur.

Imprimerie Lithographique et Typographique

ZOLLER FILS & Cie

24, Rue Saint-Sever — ROUEN.